CONGRÈS MÉDICAL DE LYON.

DE LA POSSIBILITÉ ET DE LA CONVENANCE

DE FAIRE SORTIR

CERTAINES CATÉGORIES D'ALIÉNÉS

DES ASILES SPÉCIAUX

ET DE LES PLACER, SOIT DANS DES EXPLOITATIONS AGRICOLES,

SOIT DANS LEURS PROPRES FAMILLES.

MÉMOIRE LU A LA SÉANCE DU 1er OCTOBRE 1864

PAR

M. LE Dr MOTET

MEMBRE DE LA SOCIÉTÉ MÉDICO-PSYCHOLOGIQUE DE PARIS.

LYON

IMPRIMERIE D'AIMÉ VINGTRINIER

Rue Belle-Cordière, 14

1865

CONGRÈS MÉDICAL DE LYON.

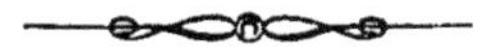

Messieurs,

La question telle que l'a posée la commission du Congrès est
l'une des plus vastes, des plus importantes qui se puissent exa-
miner. Elle soulève des problèmes de l'ordre le plus élevé, elle
appartient à la fois aux domaines de la philosophie et de la
science médicale, et, qu'il me soit permis, Messieurs, avant
d'en aborder la discussion, de rendre hommage à la grande et
noble pensée qui vous guidait lorsque vous la formuliez dans
votre programme. C'est pour nous tous, médecins, un titre de
gloire que de nous sentir aptes à connaître de telles causes, et
l'occasion est rare d'avoir à les débattre devant un auditoire
aussi bien préparé à les discuter.

Depuis la réforme inaugurée par Pinel, et continuée par ses
successeurs, un progrès immense s'est accompli en aliénation
mentale. Il semblait que les hommes qui s'étaient dévoués à
cette tâche eussent pris pour devise le mot resté fameux de
Septime Sévère: « *Laboremus!* » et, soutenus au milieu des

difficultés de tout genre qu'ils rencontraient par le sentiment
du devoir accompli, ils triomphèrent de bien des obstacles.
Traçant la voie à la génération nouvelle, ils lui laissèrent à
féconder le sol qu'ils avaient généreusement préparé. Elle ne
recula point devant la tâche qui lui était offerte, et nous assis-
tons aujourd'hui à l'un des moments de cet immense labeur qui
apporte de toutes parts le progrès au milieu des sociétés nouvelles ! Il y a loin, Messieurs, de ces sombres asiles d'où s'é-
chappaient autrefois de lugubres plaintes, où le bruit des chai-
nes se mêlait aux cris des aliénés rendus intraitables et furieux
par l'isolement et la captivité la plus dure, il y a loin, dis-je,
de ces cellules malsaines, du lit de paille parcimonieusement
renouvelée, à nos asiles modernes, tout baignés d'air et de
lumière, où l'aliéné est un malade auquel on tend la main et
qu'on aime. Je n'ai point à vous retracer ici ce qu'il a fallu de
tous côtés d'abnégation et de patience pour obtenir de pareils
résultats. Je ne veux que les constater avec vous, voir si l'on a
vraiment fait tout ce qu'il y avait à faire, et ce qu'il peut y avoir
de réalisable dans des projets déjà formulés pour l'avenir. Mais
avant tout, ne nous laissons pas entrainer par de lointaines
perspectives qui pourraient bien n'être, en fin de compte, que
de décevants mirages. Ne raisonnons pas à propos des aliénés
comme si l'on avait affaire à des êtres sains d'esprit. C'est là
l'erreur dans laquelle sont tombés quelques écrivains de nos
jours. Ils ont entrevu pour ce pauvre déshérité, que la société
sépare d'elle, une sorte de société factice ; ne se souvenant point
que là où l'intelligence est absente il faut d'autres intelligences
toujours prêtes à venir en aide aux défaillances d'un esprit
troublé. Rendre l'aliéné à la vie de famille, lui donner une
somme de liberté plus grande, ce ne sont point là des idées
nouvelles. Seulement, après avoir longtemps sommeillé, elles
reparaissent aujourd'hui plus vivement défendues que jamais :
les difficultés, les impossibilités même sont laissées dans l'om-
bre. C'est à nous de les rappeler à ceux qui seraient tentés de
les oublier. Il faut, pour juger de pareilles questions, se garder

contre tout enthousiasme, et tenir compte des enseignements
de l'expérience; il faut se garder contre des illusions que l'avenir se chargerait de détruire. Nous n'en saurions d'ailleurs
faire un crime à ceux qui se laissèrent bercer par elles. L'erreur eut parfois de généreuses origines; et, si l'on songe qu'il
s'agit d'une atteinte portée à la liberté humaine, on ne doit
pas s'étonner de l'intérêt puissant qui s'attache à ces questions.
Seulement, l'homme du monde, l'économiste, le philosophe, ne
s'occupent que d'un principe. Ils parlent de l'aliénation mentale sans bien connaître l'aliéné. Pour eux, une certaine somme
de liberté n'est pas incompatible avec les troubles de la raison.
Le mot séquestration leur est odieux, et, n'imaginant rien de
meilleur que ce qu'ils ont pensé dans le silence de leur cabi-
net, ils sont tout prêts en ce moment à crier à l'arbitraire,
quand, avec une notion plus exacte des choses, ils seraient ar-
rivés à cette conclusion bien différente : que l'individu privé de
sa raison est un être à part, que la société a sur lui des droits,
vis-à-vis de lui des devoirs, qu'elle doit se prémunir contre ses
dangereux écarts, qu'elle doit le sauvegarder contre lui-même.
Aussi, conservant les habitudes d'investigation sérieuse de
la science médicale, dirons-nous sans passion, avec une
loyale franchise ce que nous trouvons de bon, ce que nous
trouvons de mauvais dans les idées modernes. Et, en donnant
le pourquoi de nos opinions, nous espérons que l'on nous tiendra
compte de nos efforts, qu'on ne nous accusera pas d'être un
homme de parti pris. Nous professons ouvertement cette doc-
trine que proclamait tout dernièrement encore un illustre ma-
gistrat; nous voulons qu'on marche prudemment en avant,
« avec le véritable esprit de progrès, qui consiste, non à tout
changer pour le seul plaisir de ne rien laisser debout, mais à
chercher assidûment le mieux en consultant l'expérience. »
N'est-ce pas ainsi d'ailleurs que l'a compris la commission du
Congrès ? La question, telle qu'elle l'a posée, est un appel à
l'expérience, c'est en nous appuyant sur elle que nous essaie-
rons d'y répondre.

Elle se présente sous deux aspects, suivant qu'on l'examine au point de vue purement médical ou au point de vue administratif. Bien qu'ils soient étroitement liés l'un à l'autre, nous laisserons ce dernier de côté. Je n'ai pas voulu, Messieurs, vous apporter des chiffres ; ces détails eussent pris un temps qui vous est précieux. Ce n'eussent été d'ailleurs que des redites ; j'ai préféré ne faire que vous rappeler en passant les importants travaux des Ferrus, des Parchappe, des Girard de Cailleux, des Morel, des Renaudin, pour tout ce qui regarde aussi bien l'aliéné indigent dans nos asiles que celui dont la famille jouit d'une certaine aisance, et paie une pension dont l'asile profite. Je ne m'occuperai donc ici que de chercher quelles sont les conditions qui pourraient permettre de faire rentrer l'aliéné dans la famille, ou de le placer dans une exploitation agricole.

Permettez-moi, Messieurs, d'établir deux divisions qui, au point de vue clinique, seraient fort insuffisantes, mais qui, dans cette discussion, peuvent servir de base à notre argumentation, de ranger les aliénés dans deux classes : les curables, les incurables. Les premiers, au milieu des phases si nombreuses, si variées, que présentent les états aigus, ont, avant tout, besoin d'une direction médicale. Là, rien ne doit être livré au hasard, une action incessante doit s'exercer sur eux ; si lents que puissent être les progrès, si constante que doive être la patience, il faut avoir sans cesse présentes à l'esprit ces mille difficultés de détail que ne soupçonnent guère ceux qui ne vivent pas dans le monde des fous.

Supprimez pour ces malades l'asile ; laissez-les au milieu des excitations sans cesse renouvelées de la vie, et vous n'aurez à enregistrer que de déplorables résultats. Toute temporisation est fâcheuse ; vous aurez beau essayer d'un isolement relatif, ou, comme nous l'avons si souvent entendu dire, essayer des distractions pour opérer une diversion aux idées délirantes, vous n'arriverez à rien. Mélancolique, le malade interprétera tout ce qui se passe sous ses yeux dans le sens de son délire ; l'activité des autres qu'il ne pourra partager sera pour lui un reproche incessant. Il s'accusera de ne pas prendre part à ces travaux dont il est le spectateur ému, mais inutile; son inertie deviendra une faute à ses yeux, et, ne pouvant agir parce que toute sa machine, qu'on nous passe le mot, est impuissante à fournir un travail quelconque, il se croira coupable, parce qu'il est, parce qu'il se sent incapable. Il faut avoir entendu ces malades pris d'un sombre désespoir, raconter toutes leurs indécisions, tous leurs troubles, pour comprendre qu'on n'a rien à exiger d'eux, pour savoir que ce n'est pas avec du mouvement et du bruit qu'on les guérira. Plus fait douceur que violence dans ces cas ; tout ce qui est imposé est envisagé soit comme un châtiment, soit comme une épreuve nouvelle; tout vient fournir un aliment au délire ; la crainte d'avoir mal agi, d'avoir mal compris les indications données, surgit alors, et, au lieu du calme que vous attendiez, vous aurez amené un trouble plus profond, plus irrémédiable peut-être. Rien de plus funeste que cette erreur, si accréditée pourtant, qu'il faut à ces malades des distractions renouvelées; quand la voix du médecin n'est pas écoutée, quand, à sa direction éclairée, prudente, viennent se substituer toutes les capricieuses fantaisies des familles qui veulent intervenir dans le traitement, le délire s'immobilise; il se grave en traits ineffaçables, il devient délire stéréotypé, pour me servir d'une expression de mon vénéré maître, M. le docteur Falret; il est désormais incurable. Du repos, du silence, de la solitude, un bienfaisant isolement, de sages conseils, voilà ce qui vaut mieux que tout, voilà ce qui rend de véritables services. C'est la base du traitement; tout ce qui s'en écarte n'est que vain système, tentative inconsidérée.

Au maniaque il faut de l'air, de l'espace ; qu'il puisse à son aise dépenser une partie de son exubérante activité, il ne lui faut pas davantage. Vous n'aurez pas à vous inquiéter pour lui de la privation de la vie de famille ; il n'en a nul souci. Il n'a sur toutes choses que des notions confuses; les idées se pressent, se heurtent dans son cerveau avec une précipitation telle que le mot qui va les exprimer reste inachevé. Une con-

sonnance évoque d'incohérents assemblages, auxquels se mê-
lent des cris, des violences, un irrésistible besoin de détruire,
des impulsions d'une aveugle brutalité. L'asile, avec ses gardiens qui ne s'effraient pas, et qui remplacent avec la simple
camisole de toile les officieux voisins, impuissants à contenir
un malade agité, malgré leurs efforts et les ecchymoses dont
ils le couvrent, l'asile vaut mieux que la maison privée, et quand
ses portes s'ouvrent pour recevoir de tels hôtes, on peut dire,
sans exagération aucune, qu'il y a de moins un être dangereux
au milieu de la famille dont il compromettait la paix, qu'il y a
par conséquent un véritable service rendu.

Si pour ces aliénés l'asile est nécessaire, il ne l'est pas moins
pour le monomaniaque halluciné qui lutte sans cesse contre
d'imaginaires ennemis, qui prépare mille projets pour échapper
à leur poursuite, et dont les allures bizarres, les gestes mys-
térieux, les formules cabalistiques trahissent les préoccupations dont il est assailli. Vous ne réclamerez pas non plus le
bénéfice de la liberté pour ce malade dangereux, aggressif, fa-
talement poussé au meurtre, à l'incendie, à la destruction, et
qui se repaît avec une volupté cruelle du spectacle de ses mé-
faits. Non sans doute. Tout le monde répondrait à l'expression
de pareils désirs en citant des noms et des faits tristement
connus. Tout le monde répondrait que la société a le droit et
le devoir de se sauvegarder contre ces êtres nuisibles qui trou-
blent sa prospérité et son repos. Chacun sachant fort bien que
sa propriété, sa personne, peuvent être tout à coup à la merci
d'une force aveugle, ne demandera pas mieux que de se voir
défendu contre elle par l'intervention de la loi. Et cependant,
Messieurs, qui réclame la liberté avec autant d'énergie que ces
malades à délires partiels ? Qui donc emploie pour l'obtenir
plus de dissimulation et d'adresse ? Qui donc tient mieux et le
plus longtemps en échec la perspicacité des magistrats et des
médecins appelés à prononcer sur leur état mental ? Qui donc,
sorti d'un asile ou d'une maison de santé spéciale, sera le plus
sûrement compromettant pour son entourage ? Ce sera nous

le disons avec une conviction appuyée sur une expérience déjà longue, le fou qui paraîtra devoir le mieux user de la liberté qu'il réclame. Et quand un médecin élevé dans des idées généreuses, respectant l'homme son semblable, jaloux de lui conserver ses plus nobles prérogatives, est appelé à intervenir, s'il n'a pas l'habitude des explorations dans ce domaine où les difficultés se dressent en foule, il se laissera émouvoir, il s'indignera de la séquestration d'un individu qui n'aura pas bronché pendant deux ou trois heures d'examen, il déclarera qu'il n'y a pas lieu à le maintenir dans l'asile. Il sortira sur cette affirmation, et un jour ce même malade deviendra tout à coup un meurtrier. On l'avait cru guéri pourtant, rien n'avait pu faire supposer cette brusque explosion du délire. Il était si bien la veille ! Voilà ce qu'on dit, et voilà comment il y a un an. c'était un père de famille qui assassinait trois petits enfants pour les arracher aux flammes de l'enfer qui les menaçaient ; voilà comment hier, c'était un patron qui, sans provocation d'aucune sorte, plongeait un tranchet dans le cœur de son ouvrier ! Aujourd'hui un suicide, demain un incendie, à chaque instant une douloureuse catastrophe, voilà ce qui se passe, voilà ce qui nous impose le devoir d'être plus circonspects, plus réservés, toutes les fois qu'il s'agit de délires d'impulsions, que ne le sont d'habitude les philanthropes pour lesquels toutes ces navrantes misères ne sont pas bien connues.

Que reste-t-il alors? Une nombreuse catégorie composée de déments, d'imbéciles et d'idiots. Dans l'asile, il se laissent conduire, et incapables d'initiative comme de résistance, ils sont la plupart du temps inoffensifs. Les uns, pourvu toutefois qu'une impulsion première leur soit donnée, peuvent être employés à quelques travaux. Les autres, et ce sont les plus nombreux, sont incapables de tout; ils parcourent inertes les phases de leur végétative existence, et, n'ayant plus rien, pas même l'instinct de leur conservation, ils restent complètement étrangers à ce qui se passe autour d'eux. Quel bienfait la liberté pourrait-elle donc leur apporter ? Où trouveraient-ils leur vie mieux assurée ? Quels sont les plaisirs et les joies que vous leur promettez, et comment étant insensibles à peu près à tout, sauraient-ils les goûter ? Où les placerez-vous enfin ? Sera-ce chez un fermier, comme la ville de Paris, par exemple, place ses enfants trouvés ? Non, Messieurs, vous arriveriez ainsi au système de Gheel, dont il faut bien que je vous parle, car on s'en occupe beaucoup depuis quelque temps. Gheel a des admirateurs passionnés auxquels il semble que tout y est pour le mieux. Il y a deux ans, la Société médico-psychologique de Paris voulut être édifiée sur ce sujet ; elle nomma une commission composée de MM. Trélat, Baillarger, Mesnet, Moreau, Michéa et J. Falret, qu'elle chargeait de lui faire un rapport sur la colonie belge. M. Jules Falret, au nom de cette commission, rédigea un remarquable travail, où il jugeait avec impartialité le système adopté à Gheel. Il alla voir et se rendit compte de tout. Son rapport a mis en lumière ce point important, c'est que, malgré des conditions toutes spéciales, résultat de l'habitude, de la longue consécration du temps, Gheel était dans ce qui lui restait de son organisation première une institution mauvaise ; que les hommes spéciaux, qui aujourd'hui sont chargés de l'administration, s'efforçaient chaque année de ramener cette colonie aux conditions d'un grand asile, enlevant autant qu'il leur était possible l'initiative aux nourriciers, essayant en un mot de substituer une direction unique à toutes ces volontés capricieuses qui, à un moment donné, peuvent abuser singulièrement de l'aliéné. Compris ainsi, Gheel n'est plus la colonie telle qu'on la rêve, et la transformation qui s'opère sous la direction du médecin inspecteur, M. le docteur Bulkens, est pour nous un précieux enseignement. Depuis que ce médecin habile est entré en fonctions, il n'a cessé d'apporter des réformes. Il ne lui suffisait plus de ce rudiment d'administration qui répartissait les aliénés entre les nourriciers, qui mettait le premier malade venu, n'importe où, et parce qu'il y avait de la place. Il fallait quelque chose de plus, et voilà comment aujourd'hui s'est élevée une infirmerie centrale, destinée à une centaine de malades, et qui n'est en fin de compte qu'un asile tout prêt à recevoir les cas aigus. Mais ce progrès, si longtemps attendu, est-il le dernier terme des améliorations? Nous ne le croyons pas, et sans orgueil national exagéré, nous pouvons dire que nous ne nous contenterions pas en France d'un tel à peu près. A Gheel, quoi qu'on fasse, les aliénés sont trop disséminés. Où trouverait-on là les soins médicaux de nos asiles? Où est donc cette intervention éclairée, prudente, bienveillante toujours, qui, du moment de l'entrée au jour de la sortie, soutient, dirige, protége l'aliéné chez nous? Nous avons la conviction profonde que, dans tous les cas aigus de folie, l'établissement spécial vaut mieux que la maison du nourricier, si dévoué qu'il puisse être, et nous ne mettons pas un instant en balance la liberté plus grande que vous pouvez donner à l'aliéné, et sa guérison que vous ajournerez probablement faute de soins suffisants.

La situation, nous dira-t-on, n'est pas la même pour les aliénés incurables. Pour ces êtres inoffensifs qui vivent au jour le jour, à quoi bon des murs, des gardiens? Mais qui donc vous a dit que tel aliéné que vous me présentez est un être complètement inoffensif? Qui donc me prouvera que ni lui ni ceux qui l'entourent ne courent aucun danger à le laisser suivre au hasard les caprices de ses bizarres fantaisies? En 1845, M. Ferrus, de mémoire si justement regrettée, consulté sur l'opportunité qu'il pourrait y avoir d'exclure de l'action de la loi les idiots et les imbéciles, sous prétexte que ces malades, sans espoir de guérison, mais sans danger pour l'ordre public ou la sécurité des personnes, n'ont pas droit à la protection administrative, M. Ferrus répondait : « Si calmes et inoffensifs que puissent paraître les imbéciles et les idiots, il suffit d'une circonstance pour surexciter chez eux les instincts violents et les porter aux actes les plus compromettants pour la sécurité et l'ordre publics. Rien n'est moins rare que de voir des meurtres commis par ces malheureux incapables de se rendre compte de ce qu'ils font. Comme la plupart possèdent la force physique et ont quelquefois assez d'intelligence pour exécuter les choses qu'on leur commande, ils deviennent souvent, entre les mains de gens pervers, d'aveugles instruments de dommages..... Il est surtout à leur occasion un point qu'il importe de ne pas perdre de vue, parce qu'il a trait à des dispositions dont la manifestation est non moins fâcheuse que persévérante : il s'agit des passions brutales. La lubricité est chez les idiots un phénomène caractéristique. Chacun sait avec quelle fureur ces infortunés se livrent à l'onanisme. Or, souvent, pour satisfaire ce penchant irrésistible, s'ils rencontrent quelque femme ou fille à l'écart, ils les attaquent et les rendent victimes de leurs infâmes attentats. Les idiotes ne sont pas attirées vers les hommes avec un moindre empire, et, il faut le dire, à la honte de l'espèce humaine, il est des gens assez dépravés pour oser abuser de leur ignorance et de leur faiblesse. C'est donc avec raison que l'on doit ranger les idiots dans la catégorie de ces aliénés dangereux dont la loi prescrit à l'administration de s'assurer et de prendre soin. » Vous le voyez, Messieurs, ce n'est pas d'aujourd'hui que le problème est posé, et vous ne déclinerez pas la compétence du savant inspecteur général, dont toute la vie fut consacrée aux aliénés.

Cependant, Messieurs, je ne repousse pas systématiquement l'exploitation agricole, mais je la comprends autrement. Ce que je demande, c'est que l'aliéné ne soit pas isolé ; qu'il ne soit pas laissé à la merci de quiconque voudrait appliquer à son profit les forces dont il dispose. Je ne voudrais pas enfin que l'aliéné devînt un homme de peine, condamné à de rudes travaux dont il ne recueillera pas les fruits ; que soumis toujours à l'appréciation impartiale du médecin qui seul peut savoir « quid valeant humeri, quid ferre recusent », il ne soit jamais conduit au travail malgré lui : est-ce possible ? L'expérience n'est plus à faire ; le système, que je serais heureux de voir adopté partout, fonctionne régulièrement aujourd'hui, et nous avons le droit d'en être fiers, Messieurs, c'est en France qu'il est largement appliqué. C'est sur ce principe qu'est basée la grande exploitation agricole de Fitz-James, près de Clermont, si habilement dirigée par MM. Labitte frères. Des terres arables, de vastes cultures maraîchères, l'élève du bétail même, fournissent à une population nombreuse les occupations les plus variées. Des ateliers de diverses professions complètent ce système, et forment l'ensemble le plus satisfaisant. Mais à quelles conditions le bien est-il réalisé? C'est que le médecin est le directeur de tout ce grand mouvement; c'est qu'il donne l'impulsion à toute cette activité, qui, sans son intervention courrait grand risque de rester désordonnée. C'est que tout émane de lui, tout converge vers lui; aidé dans sa tâche immense par deux aptitudes différentes qui viennent prêter aux siennes un appui, il fait planer au-dessus de toute l'exploitation une volonté unique qui sert de modérateur, de frein à cette grande masse. La somme de bien qui en résulte est incalculable, et si ce n'est pas encore la perfection, c'est du moins une amélioration si sérieuse, si réelle, qu'on peut souhaiter dès aujourd'hui de voir se multiplier des établissements de ce genre. Là, pas de mesquines ambitions, pas d'arbitraire, pas d'égoïstes préoccupations. Les questions y sont jugées de haut et par des hommes compétents; la vie en commun, le retour chaque soir aux quartiers, l'influence salutaire de l'exemple, la soumission presque instinctive à une discipline qui n'a rien de sévère, en un mot, un grand asile avec une exploitation agricole comme annexe, la pensée de notre regretté maître à tous, M. Ferrus, largement comprise, voilà où vraiment est le progrès, voilà ce qu'il y a de réellement utile à tenter. Et si nous nous plaçons au point de vue moral, il y a là quelque chose de satisfaisant. Le travail est la loi de l'homme ici bas. Il ennoblit, il élève, et, accepté par ces pauvres êtres, que « la perte du grand bien de l'intellect » a fait tristement descendre d'un degré dans l'échelle sociale, il les rapproche de la grande famille humaine dont ils sont devenus les membres amoindris. Ils sont encore utiles dans une certaine mesure, et leur infortune inspire non plus seulement alors les sentiments d'une pitié stérile, mais encore ceux d'un profond respect.

Il me resterait encore bien des choses à vous dire sur cet inépuisable sujet, mais j'abrège, Messieurs, j'ai hâte d'arriver au second point de vue de la question, l'aliéné dans la famille.

La famille ! sans doute si l'aliéné y trouvait toujours aide et protection; sans nul doute, s'il ne s'agissait que de malades dans des conditions de fortune suffisantes pour permettre une installation spéciale dont vous ne pouvez pas ne pas tenir compte ! A ces difficultés, nous saurions bien trouver un remède, et tout en faisant la part d'embarras immenses que nous avons été personnellement plusieurs fois à même d'apprécier, nous savons qu'ils ne sont pas insurmontables quand de sincères dévouements les acceptent. Mais nous savons aussi pour en avoir été témoin, quelles sont les tortures, le mot n'est pas trop fort, infligées à celui ou à celle qui consacre sa vie tout entière à l'aliéné. Ce qui est facile, ce qui devient même une suprême consolation dans tout autre maladie, n'est le plus souvent dans celle-ci qu'une douloureuse épreuve. Un mot, un regard, un serrement de main font oublier bien des sacrifices, souvent même ils sont la seule récompense avidement recherchée; si là, rien de ces échanges affectueux n'existe, si, méconnaissant tout, l'aliéné repousse la main qui le soigne, il y a de ce fait seul une situation tellement pénible que les plus vaillants courages s'y brisent, ou s'ils résistent, la vie n'est plus qu'un long martyre. Mais ce n'est pas tout : supposez que le chef d'une importante maison soit frappé d'aliénation mentale, sa femme va rester seule à la tête des affaires. Quel que soit son dévouement à son mari, il faudra bien qu'elle l'éloigne, car, si elle abandonne tout pour ne s'occuper que de lui, c'est la misère et la ruine qui se précipiteront sur elle et sur lui. Placée dans cette alternative, ou de se séparer de lui, ou de laisser crouler son commerce, elle sera contrainte de prendre le premier parti, parce qu'en agissant ainsi, elle aura du moins la certitude de lui faire donner des soins qu'elle est incapable d'ailleurs de lui donner elle-même. Il y a bien encore un autre motif, d'un tout autre ordre, et que je ne dois pas passer sous silence; il nous faut accepter le monde tel qu'il est, eh bien, les importuns, avides de pénétrer la vie intime de chacun, vont la fatiguer de leur indiscrète curiosité ; de froids calculs, masqués sous les dehors de trompeuses sympathies, vont se faire jour auprès d'elle, et comme si ce n'était pas assez qu'elle eût à supporter de profonds chagrins, il lui faudra lutter contre des embarras à chaque instant renouvelés, contre des convoitises à peine dissimulées. C'est là ce que nous voyons trop souvent, et personne mieux que nous, Messieurs, n'est à même de vérifier l'exactitude de ce que je viens de vous dire.

Pour l'indigent, ces difficultés sont d'une autre espèce, mais elles n'en sont pas moins pressantes. Je vous accorderai volontiers que l'aliéné, tel que nous le supposons, trouvera dans la famille de bonnes conditions, que de vigilantes affections se grouperont autour de lui. Sous tous les rapports il sera bien. Ne devant point guérir, il jouira, du moins autant que son intelligence affaiblie le lui permettra, du bien être que créeront pour lui de sincères dévouements. Mais son entourage ne va-t-il pas souffrir de sa présence ? Il y a là une jeune fille que ce spectacle peut troubler. Qui vous dit qu'elle va supporter sans fatigue de lugubres psalmodies comme nos oreilles sont trop accoutumées à en entendre? Qui vous dit que cette déraison sera sans influence sur son esprit ? Et ne peut-il pas, tout d'un coup, même avec le malade le plus calme, éclater de ces scènes violentes qui l'émeuvent et dont le triste souvenir la poursuivra partout? Les romanciers ont parfois abusé de la folie; les types de fantaisie qu'ils offrent à la curiosité du public soit dans les livres, soit dans les pièces de théâtre, nous ont toujours paru faire sur tout le monde une impression profonde, et qui toujours est longtemps conservée ; on sait cependant que ce ne sont que des fictions; si ces inventions ont le pouvoir de troubler l'esprit auquel on les présente, la réalité, avec son cortège sombre, a de bien autres inconvénients encore ; et pour notre part, sans prétentions vaines, nous croyons qu'il faut des âmes bien vigoureusement trempées, puissamment soutenues, pour résister à de tels spectacles. Qu'on n'invoque pas l'habitude. Quand il s'agit des siens, on n'accepte pas facilement de semblables épreuves, et, si longtemps prolongées qu'elles puissent être, elles sont souvent aussi douloureuses à la fin qu'au commencement. N'oublions donc pas, Messieurs, que pour les indigents qui mêlés à la vie de famille, n'en sauraient être écartés un instant, faute d'espace, n'oublions pas, que leur présence à chaque moment de la journée est une conséquence forcée de l'insuffisance des ressources, et que nous n'avons pas le droit de compromettre la santé morale de plusieurs pour donner à un aliéné des satisfactions de cœur, qu'il sera, dans l'immense majorité des cas, hors d'état d'apprécier.

C'est vous dire, Messieurs, que nous n'admettons pas qu'on puisse imposer à une famille l'obligation de retirer de l'asile un aliéné quel que soit son état habituel de calme. Qui ne connait l'instabilité d'esprit des fous ? Qui ne sait que des impulsions soudaines peuvent dans un instant les lancer dans la voie la plus déplorable ? Il leur faudra donc toujours être surveillés. Mais c'est à peu près impossible. Supposez, ce qui est la vérité dans l'immense majorité des cas, que l'aliéné soit incapable de travailler, qu'il soit laissé seul, ou à la garde d'un enfant, comme cela se passe à Gheel, pendant que les membres valides de la famille sont occupés au dehors. Qu'arrivera-t-il, si par une des ces mystérieuses influences qui nous échappent, il est irrésistiblement poussé à l'incendie, au meurtre, ou plus simplement encore au vagabondage ? Il n'y a pas d'années où de regrettables faits ne soient enregistrés, et ne reconnaissent pas d'autre cause que l'abandon dans lequel on laissait de pauvres malades. Ils sont moins communs aujourd'hui qu'autrefois, nous dira-t-on. Sans doute, mais pourquoi ? C'est que les asiles se sont multipliés, et que la loi, très-prévoyante et très-sage, autorise les placements d'office. Il y a bien des communes encore où l'administration tolérante laisse circuler librement quelques idiots, quelques imbéciles. Mais qui de vous, Messieurs, n'a pas trouvé profondément triste le spectacle de ces êtres incomplets, jouet et risée des enfants, qui vivaient dans nos campagnes des maigres produits d'une honteuse mendicité ? Est-ce donc d'un bon exemple que ces exhibitions d'infirmités humaines ? Est-on en droit d'espérer qu'elles éveilleront de généreux sentiments ? Hélas non ! S'il y a encore de par les chemins des aliénés vagabonds, il y a bien peu de Daniel Sterne aujourd'hui pour que leurs misères soient racontées comme le furent jadis celles de la pauvre fille de Moulins. Vous connaissez tous ce récit touchant; chacun de vous eût dit peut-être au fond du cœur, comme Yorick : « Si tu étais dans mon pays où j'ai une cabane, je t'y prendrais, je t'y abriterais, tu mangerais de mon pain et tu boirais dans ma coupe. » Mais à côté de ces aspirations généreuses, il n'y eût pas eu un seul de vous qui n'eût immédiatement songé aux réflexions si justes de M. Ferrus, que je vous citais tout à l'heure, aux inconvénients, pour ne pas dire aux dangers, qu'il peut y avoir de laisser circuler librement un imbécile, une idiote, une aliénée, au travers des grandes routes ! La première de toutes les conditions de sécurité pour la société, pour la famille, pour l'aliéné, c'est la surveillance. Elle manquera presque toujours dans la famille pauvre. Quand toutes les heures du jour doivent être données au travail, que voulez-vous qu'il reste pour les soins à l'incapable ? J'admets qu'il soit valide, et qu'il puisse prendre sa part du labeur quotidien, c'est là l'hypothèse la meilleure; mais n'est-ce pas aussi la condition la plus rare ? Ces travailleurs ne se recrutent que dans la classe des imbéciles, de ceux-là qu'on appelle parfois les simples d'esprit; ils sont doux, inoffensifs, souvent laborieux; ils n'ont pas de délire; ce sont des êtres à développement intellectuel incomplet, mais susceptibles d'affections vives; ils peuvent être utiles à un certain degré. Ceux-là, qu'on les garde chez soi, que les portes de l'asile ne se ferment jamais sur eux, c'est bien, c'est juste. Ce ne sont pas là d'ailleurs ceux dont nous avons à nous occuper. On ne nous les présentera jamais, ils sont utiles dans une certaine mesure, la famille les garde, elle y trouve son compte. Ils se suffisent à eux-mêmes, on ne vous demandera rien pour eux. Ils pourront jouir sans réserves des avantages que vous chercheriez en vain à donner à d'autres. Mais ne les prenez pas pour exemples. Ils sont une exception. Votre intervention n'est ni demandée, ni motivée pour eux. L'intérêt privé a résolu la question dans le sens en apparence le plus humanitaire, et cela bien longtemps avant vous.

N'y aurait-il donc rien à faire pour les vieillards en démence, pour ces pauvres êtres qui, sans délire bruyant, conservent encore quelques sentiments affectifs, ou du moins cette habitude qui leur fait accueillir avec un sourire, un geste de satisfaction enfantine ceux qui les soignent ? Ne serait-il pas bon dans certains cas de les laisser dans le milieu où ils sont accoutumés à vivre, et de prévenir ainsi pour eux cette nostalgie inconsciente, si l'on peut ainsi parler, qui parfois les enlève si rapidement quand ils arrivent dans les asiles ? Comment pourrait-on aider la famille pauvre à subvenir à leurs besoins, à combler un déficit toujours béant, à supporter enfin les charges qu'accumule sur elle une situation souvent embarrassante ? Ici, Messieurs, nous touchons au vif de la question, c'est ici que notre intervention peut être utile autant que morale ; s'il n'y a point de danger ni pour les individus, ni pour la société, il n'y a qu'à encourager et soutenir de nobles dévouements, qu'à aider à supporter une infortune imméritée. Vous pouvez, pour l'aliéné dans ces cas, faire ce qu'on fait de tous côtés aujourd'hui pour le malade dont la fièvre suspend l'activité : instituez le secours à domicile, une subvention journalière, si peu importante qu'elle soit, est un grand allégement dans une famille laborieuse déjà, et qui n'a pas assez de ressources, non pas par sa faute, mais parce que le malheur est venu la visiter. C'est à nous, Messieurs, d'être juges dans de telles circonstances ; c'est à nous qu'il appartient d'éclairer la charité publique ou privée, et de dire ce qui peut se faire, la limite où l'on doit s'arrêter. Les cas, d'ailleurs, seront bien peu nombreux si l'on veut sagement ne s'en tenir qu'aux malades sans délires, sans impulsions, qu'à ceux dont l'intelligence seulement est affaiblie. Incapable, le dément occupera paisiblement sa place au coin du foyer ; valide, il pourra prendre sa part de quelques travaux qui n'exigent de lui aucune application, tout au plus une mécanique accoutumance ; mais tout cela, encore une fois, n'est réalisable qu'à cette seule condition, que l'aliéné ne perdra pas au change, le jour où vous le ferez sortir de l'asile. Car la famille qui vous l'a présenté parce qu'elle ne pouvait rien faire pour lui, pourra-t-elle le reprendre lors même que vous consentiriez à subvenir à ses besoins ? Ces conditions matérielles, dont je vous parlais, comment les réunira-t-elle ? Et accepterez-vous de voir l'aliéné, que vous aurez congédié de l'asile, moins bien qu'il n'était auparavant, souffrant du froid l'hiver, manquant de linge blanc, soumis en toute saison à de dures privations, et, n'ayant enfin de compte pour remplacer tous les biens qu'il a perdus que le vain fantôme de la liberté ? S'il en était ainsi, Messieurs, n'aurait-on pas le droit de nous dire que nous nous sommes trompés, que la vraie famille de l'aliéné c'était la société tout entière, qui, le prenant mineur, savait dans sa bienveillante tutelle pourvoir à tous ses besoins, écarter de lui tout danger, et qui, si elle lui mesurait l'air et l'espace, dont la plupart du temps il n'a guère souci, lui donnait du moins largement le pain de chaque jour, un abri sûr, écartait de lui toute convoitise, tout calcul intéressé, mettait enfin à son service l'inépuisable patience de celui-là qui se sent fort auprès du faible qu'il protége.

Ici, Messieurs, vont se borner les considérations que je voulais vous présenter. Je n'eusse pas osé venir les formuler devant vous, si je n'avais été soutenu par la conviction profonde que ce n'est pas avec les illusions d'une aventureuse philanthropie que se décident de pareilles questions. Il y faut plus de maturité, plus de réserve, il y faut surtout une connaissance plus

exacte des aliénés, et c'est mal comprendre leurs intérêts vrais
que de vouloir tout modifier, tout changer, que de se livrer,
comme on l'a fait depuis quelque temps, à de systématiques
attaques contre la loi de 1838, pourtant si prévoyante, si sage,
si consciencieusement élaborée. Je sais bien que les opinions
que j'ai émises devant vous, et que je m'honore de partager
avec des hommes dont la parole eût eu près de vous plus de
poids que la mienne, sont vivement combattues aujourd'hui.
Cela ne m'a point arrêté ; je savais d'ailleurs que vous réser-
veriez la même indulgence, le même impartial accueil à toutes
les idées qui vous seraient loyalement exprimées. Je ne me
préoccuperai pas de leur sort, si elles franchissent cette en-
ceinte. Je crois, Messieurs, qu'il est bon de construire des asiles, de les placer au milieu de vastes terrains, où des bois, des
champs, des jardins, récréeront la vue de l'aliéné ; qu'on
éloigne les murs autant qu'on le pourra, mais qu'on laisse à
l'intervention médicale, à l'intervention administrative, tous
leurs droits. Que l'aliéné vive toujours près de nous, il sera
mieux ainsi que soumis au bon plaisir d'un seul ; il y trouvera
plus de bien-être, plus de vigilance, plus d'appui, et nous au-
rons vraiment ainsi répondu à ce que réclame de nous une
grande infortune.

J'ai fini, Messieurs ; si je me trompe, j'aurai du moins près
de vous ma bonne foi pour excuse.

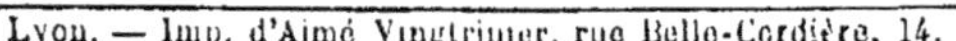

Lyon. — Imp. d'Aimé Vingtrinier, rue Belle-Cordière, 14.

www.ingramcontent.com/pod-product-compliance
Ingram Content Group UK Ltd.
Pitfield, Milton Keynes, MK11 3LW, UK
UKHW020116100726
13658UKWH00005B/2198